BEI GRIN MACHT SICH IHR WISSEN BEZAHLT

Planungs- und Belegungsmanagement in einem Akutkrankenhaus durch die Einführung von Case Management

T. Ninkovic

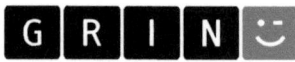

Bibliografische Information der Deutschen Nationalbibliothek:

Die Deutsche Nationalbibliothek verzeichnet diese Publikation in der Deutschen Nationalbibliografie; detaillierte bibliografische Daten sind im Internet über http://dnb.d-nb.de abrufbar.

ISBN: 9783346955975
Dieses Buch ist auch als E-Book erhältlich.

Druck und Bindung: Books on Demand GmbH, Norderstedt Germany
Gedruckt auf säurefreiem Papier aus verantwortungsvollen Quellen

Das vorliegende Werk wurde sorgfältig erarbeitet. Dennoch übernehmen Autoren und Verlag für die Richtigkeit von Angaben, Hinweisen, Links und Ratschlägen sowie eventuelle Druckfehler keine Haftung.

Das Buch bei GRIN: https://www.grin.com/document/1401788

Hamburger Fern-Hochschule

Gesundheits- und Sozialmanagement

Hausarbeit zum Thema:

Planungs- und Belegungsmanagement
in einem Akutkrankenhaus durch die Einführung von
Case Management

Inhaltsverzeichnis

Abkürzungsverzeichnis

ca.	circa
bzw.	beziehungsweise
u.a.	unter anderem
z.B.	zum Beispiel
Hrsg.	Herausgeber
Aufl.	Auflage
URL	uniform resource locator
Vgl.	Vergleiche
Abs.	Abschnitt
SGB	Sozialgesetzbuch

1. Erläuterung und Ausgangssituation

Die beruflichen Tätigkeiten, welche zur Anerkennung des Hauptpraktikums geführt haben, wurden im Landeskrankenhaus Salzburg auf der Station XY geleistet und absolviert.

Die Station XY beschäftigt ca. 20 bis 25 Personen. Das Team besteht aus Ärzten, Krankenschwestern, Pflegekräften und dem Verwaltungspersonal. Wie in jedem Krankenhaus erfolgt die Aufteilung der Räume folgendermaßen: Anmeldung, mehrere Krankenzimmer (Allgemeinklasse- und Sonderklassezimmer) Arztzimmer, Personalraum, zwei Untersuchungsräume und drei Operationssäle.

Die Verfasserin dieser Hausarbeit wurde Vollzeit (38 Wochenstunden) zur Unterstützung und Bewältigung des hohen Verwaltungsaufwandes eingestellt.

Folgende eigenständige und berufliche Managementtätigkeiten bzw. Aufgaben wurden abgesteckt:

- Terminkoordination und Einteilung von Operationsterminen (eigenverantwortlich)
  - Koordination der Operationseinteilung
  - Einteilung der Termine in den Spezialambulanten
  - E-Mails werden bearbeitet und terminisiert

- Planungs- und Belegungsmanagement von Patient*innen (eigenverantwortlich)
  - Aufnahmeplanung stationärer und ambulanter Patient*innen
  - Tägliche Koordination freier Betten auf der Station XY
  - Operationsplanung für alle elektiven Aufnahmen und internen Verlegungen
  - Kontrolle bei der Operationseingabe

- Produkt- und Materialbestellung (eigenverantwortlich)
  - Monatliche Großbestellung von Produkten
  - Erfassung der Produktbestellungen im SAP-Programm

- Leistungsorientierte Krankenanstaltenfinanzierung (LKF) (eigenverantwortlich)
  - Das LKF-System dient zur Anwendung des LKF-Modells und zur Abrechnung der stationären Krankenhausaufenthalte im Rahmen der Landesgesundheitsfonds
  - Tägliche Auswertung und Nacherfassung fehlender Diagnosen/Leistungen
  - Tägliche Leistungserfassung aktueller Allgemeinklasse-Patient*innen

- SAGES-Kommunikation – gesetzkonforme Dokumentation (mitverantwortlich)
  - Übermittlung des MBDS Datensatzes (LKF-Datenmeldung)
  - Angeforderten Krankengeschichten werden ausgedruckt, bearbeitet und datengeschützt an die SAGES-Kommunikation weitergeleitet
  - Bearbeitung von Dokumentationsbeanstandungen und chefärztlichen Bewilligungen

Das Schwerpunktthema dieser Hausarbeit bezieht sich auf das **"Planungs- und Belegungsmanagement in einem Akutkrankenhaus durch die Einführung von Case Management"**.

Das Case Management übernimmt die zentrale Prozesssteuerung von der Planung bis zur Entlassung einer stationären Aufnahme. Doch wie wichtig ist das Case Management in Bezug auf die Planung und Belegung in einem Akutkrankenhaus? Im Rahmen dieser Hausarbeit ist die Verfasserin mit diesem Konflikt bzw. Problem konfrontiert worden. Zwar verläuft die Patientenzufriedenheit größtenteils optimal und einwandfrei, jedoch lässt sich feststellen, dass die Mitarbeiterzufriedenheit aufgrund der hohen Personal- und Arbeitsbelastung niedrig ist.

Um eine Lösung für diese Problematik zu finden, setzte sich die Verfasserin dieser Hausarbeit mit dem Thema der Notwendigkeit eines Case Managements in einem Akutkrankenhaus zusammen. Das Ziel ist zum einen eine optimale Personalzufriedenheit zu erschaffen und zum anderen eine gute Prozess- und Organisationsentwicklung zu gewährleisten, um letztendlich das überforderte Krankenhauspersonal bestmöglich entlasten zu können.

2. Begriffsabgrenzung

2.1. Planung

Die Planung umfasst die menschliche Fähigkeit und Tätigkeit zur Vorwegnahme von Handlungsschritten, die zur Erreichung von Zielen notwendig sind.

Planung kann beschrieben werden als Funktion der Wahl der Unternehmensziele und der Aufstellung von Richtlinien, Prozeduren und Programmen, mit denen die Unternehmensziele erreicht werden können. (Vgl. Kerzner 2008:385)

2.1.1. Allgemeine Planung

Allgemeine Planung bedeutet, festzulegen, was von wem und wann erledigt werden muss, um eine bestimmte Aufgabe zu erfüllen.

Die Planungsphase beinhaltet folgende Faktoren:

- <u>Zielvorgabe</u>: Eine Zielvorgabe, welche erreicht werden soll.
- <u>Programm</u>: Die Strategie, welche verfolgt werden muss, um die Zielvorgaben zu erreichen.
- <u>Terminplan</u>: Zeigt wann die Aktivitäten erledigt werden müssen.
- <u>Budget</u>: Geplante Ausgaben, die erforderlich sind, um die Zielvorgaben zu erfüllen.
- <u>Organisation</u>: Entwicklung von mehreren Pflichten und Zuständigkeiten, die benötigt werden, um die Zielvorgaben zu erfüllen.
- <u>Richtlinien</u>: Eine allgemeine Anleitung zur Entscheidungsfindung sowie für einzelne Handlungsweisen.
- <u>Vorgehensweise</u>: Ausführlich beschriebene Methode zur Durchführung einer Richtlinie. (Vgl. Kerzner 2008:387)

2.1.2. Die Rolle der Teilnehmer*innen

Unternehmen mit erfolgreicher Planung zeichnen sich durch Mitarbeiter*innen aus, die ihre Rollen im Planungsprozess kennen.
Eine gute Planung kann verhindern, dass Änderungen vorgenommen werden müssen. (Vgl. Kerzner 2008:393)

2.2. Belegungsmanagement

Das Belegungsmanagement ist die Steuerung aller geplanten und ungeplanten Aufnahmen, der Bettenbelegung, Verlegungen und Entlassungen mit dem Ziel, allen Patient*innen zur richtigen Zeit einen adäquaten stationären Behandlungsplatz zur Verfügung zu stellen und dabei die vorhandenen Kapazitäten optimal zu nutzen.
(Vgl. Prof. Dr. Winfried Zapp/Kamilya Bockhorst/Johannes Grundmann/Heide Grimmelmann-Heimburg, November 2021)

Das Belegungsmanagement ist noch ein junges Managementinstrument. Es bestehen unterschiedliche Belegungsmanagementmodelle, welche über die Verteilung freier Bettenkapazitäten hinausgehen und den Mittelpunkt eines umfassenden, interdisziplinär ausgerichteten Prozessmanagements darstellen.

Aus diesem Grund existieren vielfältige Varianten, die auf den nachfolgenden Grundlagen aufbauen:

- **Krankenhausindividuelle Strukturbedingungen**: Größe und Versorgungsstufe
- **Maßgeblich zu berücksichtigende Leistungsstellen**: Große elektive Ambulanzen bzw. Notfallschwerpunkte und zentrale Notaufnahmen
- **Organisationsbedingungen**: Autonomie der einzelnen Kliniken sowie die ärztliche und pflegerische Verantwortung für das Belegungsmanagement. Die Berücksichtigung von Case- und Entlassungsmanagement zeigen den interdisziplinären Ansatz auf
- **Formale Vereinbarungen**: Geschäftsordnungen, Belegungsmanagementpfade zur Aufbau- und Ablauforganisation
- **Personalausstattung und unterstützende Instrumente**: Anzahl der Mitarbeiter und deren Qualifikationen sowie die Art und Nutzungsintensität einer EDV-gestützten Prozessorganisation.

Zur Implementierung eines Belegungsmanagements bietet sich die Einstellung von entsprechendem Personal an. Ihr Aufgabenschwerpunkt besteht in der zentralen Koordination der vorherrschenden Bettenkapazitäten.
(Vgl. Prof. Dr. Björn Maier, Prof. Dr. Uwe Bettig, Andreas Greulich, Dr. Christian Heitmann, Prof. Dr. Florian Kron, Kai Tybussek, Fauth-Herkner/Müller (2021:15)

Die Verantwortlichen des Belegungsmanagements übernehmen die Organisation und Koordination der vorhandenen Bettenkapazitäten von elektiven und nicht-elektiven Patient*innen sowie internen Verlegungen.

Auch die räumliche Nähe der interdisziplinär belegten Stationen gilt es zu beachten, um so die Logistik und Kommunikation zu vereinfachen. Erfolgreiches Belegungsmanagement ist zu erwarten, sofern „Spontanentlassungen" reduziert werden. Diese werden durch die zuverlässige Planung von Behandlung und Entlassung ersetzt und die erforderliche Abstimmung mit den Mitarbeitern der Pflegeüberleitung und des Sozialdienstes berücksichtigt.

(Vgl. Prof. Dr. Björn Maier, Prof. Dr. Uwe Bettig, Andreas Greulich, Dr. Christian Heitmann, Prof. Dr. Florian Kron, Kai Tybussek, Huke/Spieß/Güse, Managementhandbuch Krankenhaus (2021): Enormes Steuerungspotenzial, Belegungsmanagement als Kern eines umfassenden Prozessmanagements, In: Krankenhaus Umschau Gesundheitsmanagement [Stand Mai 2009, Seite 52]. URL: https://online-bibliothek.medhochzwei-verlag.de/bibliothek/bibliothek/start.xav?

2.2.1. Planung und Umsetzung

Grundsätzlich ist festzuhalten, dass dem Belegungsmanagement ein hoher Planungsbedarf vorangeht. Dieser besteht aus unterschiedlichen Parametern. Viele der Planungsparameter stehen bereits vor der Patientenaufnahme fest. Anhand des Aufnahmegrundes lässt sich frühzeitig eine zuverlässige Aussage über die zu erwartende Verweildauer feststellen. (Vgl. Prof. Dr. Björn Maier, Prof. Dr. Uwe Bettig, Andreas Greulich, Dr. Christian Heitmann, Prof. Dr. Florian Kron, Kai Tybussek, Zapp u. a. (2010:62)

Dank des Belegungsmanagements werden alle Aufnahmen und Entlassungen durchgeführt, welche den Patient*innen einen angebrachten Behandlungsplatz ermöglichen.

3. Organisationskonzept Case Management

3.1. Definition Case Management

Case Management ist eine Verfahrensweise in Humandiensten und ihrer Organisation zu dem Zweck, bedarfsentsprechend im Einzelfall eine nötige Unterstützung, Behandlung, Begleitung, Förderung und Versorgung von Menschen angemessen zu bewerkstelligen. (Vgl. Prof. Dr. Michael Monzer, 2018)

3.2. Konzept des Case Managements

Case Management und dessen Ausführung ist primär den Patient*innen gegenüber verantwortlich und berücksichtigt bei der Umsetzung die individuelle Lebenssituation sowie deren Interessen. Es wird ein ganzheitlicher Ansatz der Patient*innen verfolgt. Dies bedeutet, dass die körperlichen, geistigen sowie sozialen und kulturellen Merkmale beachtet werden.

Diesen Denkansatz nennt man Patientenorientierung. Außerdem werden die Fähigkeiten und Stärken gezielt genutzt und gefördert, um selbstständiges und selbstbestimmtes Handeln der Patient*innen zu unterstützen.

Dieses Konzept von Case Management bezeichnet man als Ressourcenorientierung und Empowerment. Die vom Case Management ausgehende verantwortliche Betreuung der Patient*innen bei einem Krankenhausaufenthalt erstreckt sich häufiger über einen längeren Zeitraum und beinhaltet mehrere Episoden der Versorgung, wie z.B. die nachstationäre Versorgung der Patient*innen.

Des Weiteren werden im Case Management gemeinsam mit den Patient*innen deren Ziele formuliert. Die Umsetzung dieser Ziele wird in regelmäßigen Abständen überprüft, wodurch eine angepasste und angemessene Versorgung erreicht werden kann, welche zudem betriebswirtschaftlich gesehen kostengünstig ist. (Vgl. Jeurissen 2017:4)

3.3. Einführung und Implementierung von Case Management in einem Akutkrankenhaus

Seit der Einführung des Vergütungssystems bei dem das Krankenhaus Fallpauschalen für die individuelle Patientendiagnose erhält, ist es das Ziel, Patient*innen möglichst früh zu entlassen, um ökonomische Vorteile zu beziehen.

Seit der Gesundheitsreform im Jahr 2007 sind Krankenhäuser nach §11 Abs. 4 SGB V verpflichtet, ein Versorgungsmanagement zu versichern. Unter Versorgungsmanagement bezeichnet man, dass die Krankenhäuser eine Anschlussversorgung beim Übergang in die verschiedenen Versorgungsbereiche für die Patient*innen planen und organisieren müssen. Deshalb sind Krankenhäuser verpflichtet, die Aufnahme und Entlassung von Patient*innen bestmöglich durchzuführen, um ökonomisch zu arbeiten und somit die Versorgung der Patient*innen nach der Entlassung sicher zu stellen. Durch diese Forderung ist das Konzept des Case Management gefragt. (Vgl. Menzel, 2010:259)

3.4. Gründe für die Einführung von Case Management

Die Einführung von Case Management als Zusatzfunktion ist nur dann sinnvoll, wenn es sich für alle Beteiligten lohnt.

Die zunehmende Differenzierung der Angebotslandschaft bringt für die Nutzer*innen nicht nur Vorteile, sondern auch Nachteile mit sich:

• Die Trennung von Hilfen und Maßnahmen erzeugt bei den Nutzer*innen Verunsicherung und behindert somit die Suche nach der richtigen Einrichtung.

• Durch fachdisziplinäre und berufsspezifische Expert*innen entstehen zusätzliche Koordinationserfordernisse, die von Laien schwer nachzuvollziehen und richtig einzusetzen sind.

• Mit der Ausdifferenzierung finden bei Problemkonstellationen häufig Zuständigkeitswechsel statt, welche die Menschen in schwierigen Situationen belasten.

• Die Fachdisziplinen sind zudem wenig bereit, die Aufgabenstellungen und Wirkungen der anderen Fachgebiete zu berücksichtigen. In ihrem Umgang mit Informationen folgen sie häufig ihren eigenen Standards. (Vgl. Prof. Dr. Monzer 2018)

3.4.1. Chaotische Abläufe vor der Einführung von Case Management

Für die Einführung eines Case Management in einem Akutkrankenhaus gibt es verschiedene Vorteile. Um die Vorteile zu beschreiben, müssen zunächst die chaotischen Abläufe in den jeweiligen Gesundheitseinrichtungen, ohne Case Management, verdeutlicht werden.

Vor der Einführung eines Case Managements sprach man von einem Irrweg, welchen die Patient*innen und deren Angehörige bei stationären Aufnahmen durchlaufen mussten. (Vgl. Junk et al., 2015:13)

Bereits vor der stationären Aufnahme begann das Chaos mit verschiedensten Kontaktwegen. Patient*innen und Angehörige, sowie interne und externe Ärzte richteten ihre telefonischen Anfragen an verschiedene Kontaktstellen, wie z.B. Ambulanzen oder Sekretariate. Die Terminvergabe der stationären Aufnahmen wurde nicht zentral, sondern dezentral auf den jeweiligen Stationen geplant. Bei einer geplanten stationären Aufnahme wurden Anamnese und Behandlungsziele teilweise telefonisch mit den Patient*innen vereinbart, ohne jegliche Dokumentation.

Am geplanten Aufnahmetag mussten die ohnehin schon aufgeregten Patient*innen im Wartebereich warten, ohne zu wissen, welche Person die jeweilige pflegerische und medizinische Rolle des Ansprechpartners übernimmt. (Vgl. Junk et al., 2015:14-15).

Desgleichen wurden die Nachuntersuchungen immer gegen Ende des Aufenthaltes geplant, sodass sich im schlimmsten Fall die stationären Aufenthalte von Patient*innen um mehrere Tage verlängerten. Das daraus resultierte Problem lag, an der unter Zeitdruck durchgeführten Entlassung, mit der Folge von ungeplanten und nicht vorhersehbaren Wiederaufnahmen.

3.4.2. Vorteile einer Implementierung von Case Management

Das Konzept und die Einführung des Case Managements verfolgt verschiedene Ziele. Zum einen für die individuelle Patientenversorgung und zum anderen für die jeweiligen Krankenhäuser. Die Implementierung von Case Management bewirkt einen optimalen und organisierten Behandlungsverlauf.

Es wird eine zeitlich angepasste und systemische Gesamttherapieplanung für die Patient*innen zusammengestellt und durchgeführt. Der Vorteil daran ist eine angemessene und bedarfsorientierte Versorgung.

Ein weiterer Vorteil einer Implementierung von Case Management lässt sich in der operativen Umsetzung darstellen. Patient*innen, welche einen geplanten Krankenhausaufenthalt haben, erhalten spätestens nach 48 Stunden nach Anmeldung, einen Termin für ein Erstgespräch. Weiters erhalten sie bei Festlegung des Aufnahmetermins ein präklinisches Aufnahmegespräch.

Die im Voraus geplanten Patient*innen werden zu Beginn sinnvoll für die jeweiligen Stationen zugeteilt, sodass keine Verwirrung am Aufnahmetag entsteht. Der positive Nutzen daraus ist betriebswirtschaftlich zu betrachten, indem verfügbare Behandlungsplätze strategisch verplant und somit ausgelastet werden (Vgl. Pilz et al., 2014:146)

Mithilfe einer Implementierung sind Ärzte, Pflegekräfte, Verwaltungspersonal und sonstige therapeutische Berufsfelder durch verbesserte Versorgungsplanungen und zeitorientierte Organisationen entlastet und sind in der Lage ihre Arbeit in Ruhe auszuführen.

Zusätzlich steigt die Patientenzufriedenheit durch Aufgabenbereiche des Case Managements. Zu diesen Aufgaben gehören:

- Führung
- Empowerment
- und klare Managementsteuerungen

Darüber hinaus wird durch die Implementierung von Case Management erreicht, dass die Kosten und die Qualität der Versorgung optimal kontrolliert werden können. (Vgl. Ehlers, 2008:43-44)

Die beschriebene Problematik in dieser Hausarbeit, welche ohne Case Management entsteht, ist für ein Akutkrankenhaus als leistungs- und betriebswirtschaftlich orientiertes Unternehmen zeitgemäß nicht mehr leistbar.

Um zukünftig eine positiv geförderte Umstrukturierung zu erreichen, ist es von hoher Relevanz das Case Management einzuführen. (Vgl. Junk et al., 2015:17)

4. Resümee

In der vorliegenden Hausarbeit sprechen die daraus resultierten Vorteile der beleuchteten Problematik, für eine Implementierung von Case Management im Akutkrankenhaus, dafür. Sowohl das Konzept als auch die praktische Ausführung von Case Management bringen viele positive Eigenschaften mit sich.

Demnach würden Patient*innen, das Krankenhauspersonal und das Akutkrankenhaus selbst einen positiven Nutzen daraus ziehen.
Außerdem ist das Case Management für eine kostengünstige Koordination von qualitativ hochwertiger Versorgung verantwortlich.

Das Planungs- und Belegungsmanagement durch die Einführung von Case Management ist ein neues und zukünftig stetig entwickelndes Gebiet im Alltag. Die Funktion des Case Managements wird überwiegend bekannter und beliebter.

Dieser spannende Aufgabenreich sollte in Zukunft weiter entfaltet und erforscht werden. Bestmöglich wird in Zukunft aus dem Konzept des Case Managements ein anerkanntes Berufsbild mit einer geschützten und anerkannten Berufsbezeichnung. (Vgl. Junk et al., 2015:136)

Aus meiner Sicht lässt sich feststellen, dass die Einführung eines Case Managements für das Planungs- und Belegungsmanagement in einem Akutkrankenhaus eine ideale Lösung wäre.

Das Case Management könnte somit dem Krankenhauspersonal Entlastung bringen, die Arbeitszufriedenheit im Team verbessern und die Qualität und Effizienz im Akutkrankenhaus steigern.

Literaturverzeichnis

Tobias Jeurissen (2017): Case Management und die Auswirkungen im Krankenhaus, Grin Verlag

Harold Kerzner (2008): Projekt Management: Ein systemorientierter Ansatz zur Planung und Steuerung, (2. Aufl.), Redline GmbH Heidelberg, mitp Verlag

Menzel, Regina (2010): Case Management im Krankenhaus – eine Aufgabe der klinischen Sozialarbeit, Case Management, Organisationsentwicklung und Change-Management in Gesundheits- und Sozialunternehmen, (2. Aufl.), Brinkmann, Volker Verlag

Junk, Martina; Messing, Anja; Glossmann, Jan-Peter (2015): Angewandtes Case Management: Ein Praxisleitfaden für das Krankenhaus. Stuttgart, W. Kohlhammer Verlag

Pilz, Stefan; Schnieders, Georg; Anghelelescu, Ion-George (2014): Optimal organisiert. führen und wirtschaften im Krankenhaus, Fontheim Verlag

Ehlers, Corinna (2008): Theoretische Impulse, Case Management im Gesundheitswesen, In: Müller, Matthias; Ehlers, Corinna: Case Management als Brücke. Uckerland, Schibri Verlag

Manfred Becker (2011): Systematische Personalentwicklung: Planung, Steuerung und Kontrolle im Funktionszyklus, (2. Aufl.), Schäffer-Poeschel Verlag Stuttgart

Balk, Thomas Eisenreich (2002): Handbuch Pflegemanagement: Erfolgreich führen und wirtschaften in der Pflege, (2. Aufl.), Luchterhand Verlag

Gustav Breitkreuz (2018), Die drei Säulen der Erfolgspotenziale im Gesundheitsunternehmen: Teamfähigkeit, Mitarbeiterzufriedenheit und Patientenzufriedenheit, Shaker Verlag Achen

Steffi Krasselt (2014), Der Einfluss der Wartezeit auf die Patientenzufriedenheit: Eine empirische Analyse im Krankenhaus, Akademiker Verlag

Wendt, Wolf Rainer (2010): Case Management im Sozial- und Gesundheitswesen: Eine Einführung, (5. Aufl.), Freiburg im Breisgau, Lambertus

Internetquellen

Prof. Dr. Winfried Zapp/Kamilya Bockhorst/Johannes Grundmann/Heide Grimmelmann-Heimburg (November 2021), Management Handbuch Krankenhaus: Management von Krankenhäusern und Einrichtungen des Gesundheitswesens, URL: https://online-bibliothek.medhochzwei-verlag.de/bibliothek/bibliothek/start.xav [Stand: 167. Upd. März 2021]

Prof. Dr. Björn Maier, Prof. Dr. Uwe Bettig, Andreas Greulich, Dr. Christian Heitmann, Prof. Dr. Florian Kron, Kai Tybussek, Fauth-Herkner/Müller, Managementhandbuch Krankenhaus (2021:15), Zentrale interdisziplinäre Notaufnahme: Neue Wege für eine effektive und hochwertige Patientenversorgung, URL: http://www.arbeitswelt.de/PDF/ZNA_Infobroschuere_A4.pdf [Stand 23.3.2010].

Prof. Dr. Björn Maier, Prof. Dr. Uwe Bettig, Andreas Greulich, Dr. Christian Heitmann, Prof. Dr. Florian Kron, Kai Tybussek, Huke/Spieß/Güse, Managementhandbuch Krankenhaus (2021): Enormes Steuerungspotenzial, Belegungsmanagement als Kern eines umfassenden Prozessmanagements, In: Krankenhaus Umschau Gesundheitsmanagement [Stand Mai 2009, Seite 52]. URL: https://online-bibliothek.medhochzwei-verlag.de/bibliothek/bibliothek/start.xav

Prof. Dr. Michael Monzer, Case Management Grundlagen, 2. Aufl. 2018, DGCC: Was ist CM? URL: http://www.dgcc.de/case-management. 2013), URL: https://online-bibliothek.medhochzwei-verlag.de/bibliothek/bibliothek/start.xav

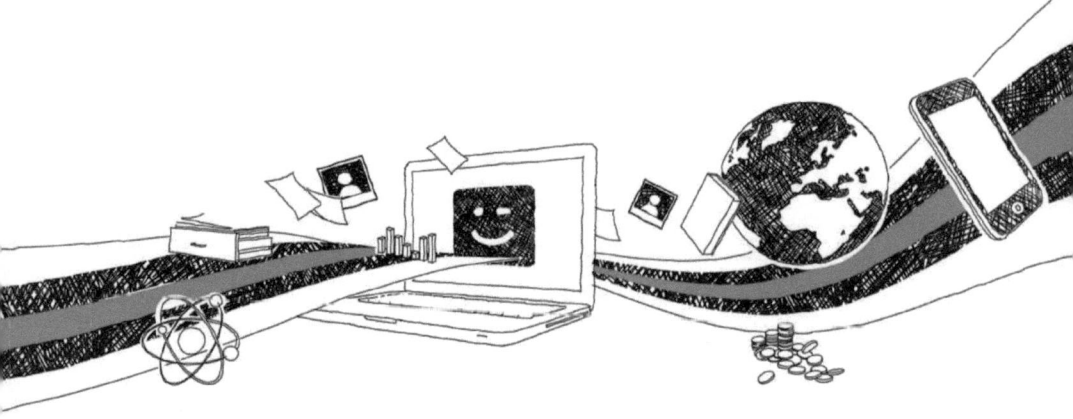
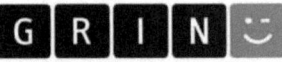